AF463831

2.

MÉMOIRE

SUR L'ART

DE PRÉPARER LES MALADES

aux grandes Opérations.

Par JEAN-MARIE VIRICEL *fils*, *de Lyon.*

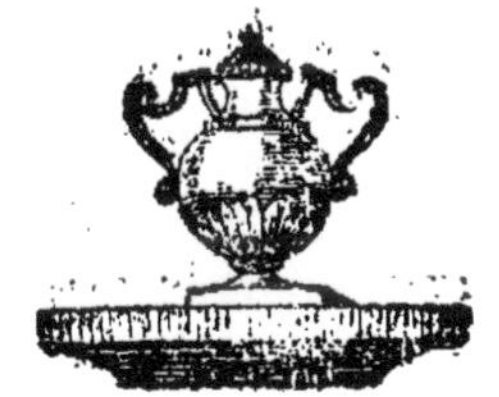

An VII de la République française.

(2.)

L'ESPOIR de trouver une source d'instruction dans les objections différentes que pourront me faire certains lecteurs, m'engage à donner au public le fruit de mes travaux dans l'art de préparer les malades aux grandes opérations. Je pense qu'assez juste pour approuver le motif qui m'a dirigé, il n'oubliera point, en condamnant les erreurs qu'il pourrait y trouver, ce principe universel : Errare humanum est.

DE L'ART DE PRÉPARER LES MALADES aux grandes Opérations.

. . . . Servare modum, finemque tenere,
Naturamque sequi. . . .

LUCAN. 1.

Le tableau effrayant et vaste des accidens qui naissent après les grandes opérations, la marche rapide qu'ils observent dans leur développement, les morts promptes qu'ils occasionnent, ont fourni de tout temps aux praticiens les plus éclairés, des sujets de méditation, dont le but est de prémunir la vie contre les dangers qui la menacent. Malgré ce motif puissant, qui dirige sans cesse les recherches précieuses de ces hommes intéressans à la société; malgré le souvenir continuel de cette loi sublime de morale : *Non ignara mali, miseris succurrere disco*; malgré, dis-je, toutes ces

Motif de l'ouvrage.

A 2

sources d'encouragement, l'art de préparer les malades aux grandes opérations, est encore, avec toute son utilité, circonscrit dans des limites étroites, et peu certain dans ses applications. Chercher à lui donner des bases fixes, entreprendre d'en reculer les bornes, forment ici l'objet du mémoire que je présente à la société. Heureux si, aidé des secours qui vont le plus directement à m'éclairer dans cette entreprise, je puis parvenir au but que je cherche d'atteindre!

Importance des préparations; ce qu'on se propose par elles.

En jetant un coup-d'œil rapide sur les différentes opérations chirurgicales qui se pratiquent, on voit que toutes celles qui sont de quelque importance, amènent ou produisent un changement brusque dans la manière d'être des forces vitales, par conséquent, un trouble général des fonctions les plus importantes de l'économie animale. Aussi est-il nécessaire de se mettre en garde contre les suites funestes de cette interversion des lois les plus importantes de la nature humaine, et d'empêcher que l'enchaînement des lois physiques et morales qui soutiennent avantageusement la vie, ne soit ébranlé jusque dans sa source. Cette tâche imposante, qui renferme presque toutes les considérations relatives à l'art de préparer les malades aux grandes opérations, demande qu'on s'assujettisse à l'examen non-seulement de ce qui est relatif au genre d'opération que l'on doit pratiquer, et de la fièvre qui l'accompagne, mais même encore aux différentes circonstances particulières tirées de l'âge, du sexe, du tempérament du malade, de la constitution régnante, de la nature de la saison, etc. qui commandent des changemens dans les secours préparatoires, comme nous aurons le soin de le faire remarquer dans la suite.

Soit que l'opération qu'on pratique agisse sur les parties dures, soit qu'elle porte sur les parties molles, soit enfin qu'elle les comprenne toutes deux, il se manifeste toujours, dans l'instant même de son exécution, des phénomènes généraux plus ou moins remarquables, comme douleur vive, spasme violent, étonnement très-grand, accompagné quelquefois de défaillance ou de faiblesse assez forte pour que la vie se montre à peine par la continuation des phénomènes qui la caractérisent. A ces effets se joint presque immédiatement la fièvre, dont l'extension et la véhémence réclament des secours adaptés aux degrés différens que la nature de l'opération et la gravité de la maladie semblent faire craindre. *In præparatione autem corporis, iterùm indicatio ab essentia et magnitudine morbi sumenda est*, disait *Heilden*. Cependant, nous remarquerons avec l'illustre *Pouteau*, que cette règle générale est sujette à des exceptions nombreuses. En effet, dit-il, ne pouvant sans danger se permettre de livrer à l'imagination bouillante des personnes très-irritables, la moindre idée du danger de l'opération qui leur est nécessaire, il suit indispensablement de là que, comme les y préparer devient une source de crainte pour eux, on doit soigneusement s'en abstenir. A ce sujet, quoiqu'admettant, avec *Pouteau*, qu'une longue préparation est une longue et triste méditation sur la douleur, je ne puis néanmoins me défendre de dire, que cet homme célèbre a beaucoup exagéré dans l'application absolue qu'il a faite de cette idée, sur-tout en la regardant comme une base de proscription de l'art de préparer les malades aux grandes opérations : car il est de fait que le médecin adroit, peut, dans la plupart des circonstances, voiler les motifs qui le déterminent à prendre quelques précautions; ainsi, il peut faire considérer au malade l'usage des moyens dont il se sert, comme destinés à la cure de la maladie qu'il porte, et non pas comme moyens préparatoires à une grande opération. Au reste, je suppose encore que le malade soit exactement instruit du motif qui dirige le médecin; ce dernier ne peut-il pas brusquer assez les secours prophylactiques, pour arriver au jour de l'opération avant le terme assigné pour la faire? Oui, sans doute; dès-lors, laissant dans le lointain le spectre affreux de la douleur, il évite au malade tout l'effroi que cause son arrivée prochaine: avantage inappréciable, puisque, comme on le dit communément, *quò timoris minùs est, eò minùs fermè periculi est.*

Circonstances dans lesquelles les préparations ne doivent point être usitées.

Les réflexions importantes dont il s'agit, ne s'appliquent point aux malades qui, étant obligés de se soumettre à quelque opération, jouissent néanmoins d'un accord heureux dans les différentes fonctions des organes principaux de l'économie animale; soit parce que chez eux tout est disposé aussi favorablement que possible pour résister avantageusement aux accidens qui peuvent être la suite de l'opération; soit enfin parce que, par les moyens préparatoires, on peut troubler la régularité des mouvemens vitaux, et débiliter ainsi certains organes; ce qui dispose aux grands orages qu'on a dessein de prévenir. D'après cela, il sera prudent d'opérer ces malades dans l'instant même où l'opération sera jugée utile, réservant après son exécution l'usage des moyens nécessaires pour détruire l'irritation qui peut survenir. A ces motifs très-grands de rejeter dans certains cas toute préparation, il faut ajouter celui d'être obligé de faire séjourner long-temps un malade dans un air corrompu, particulièrement lorsqu'on est appelé à le traiter dans un hôpital; séjour mal-sain, qui peut entraîner après lui les plus funestes influences, sur-tout pour les individus habitués à respirer l'air pur de la campagne.

Ce que la prudence dicte dans les circonstances précédentes, la nécessité le commande dans les cas où la maladie qui exige l'opération, marche d'un pas si rapide, qu'on ne saurait différer un instant de la pratiquer.... *Si enim morbus*, dit Heilden, *peracutus fuerit, et corruptio partes sanas celeriter invaserit, non dantur induciæ ut corpus ante operationem, prout necessitas postulat, expurgetur : ab eo enim, quod magis urget, semper inchoandum est.* Ce précepte trouve fréquemment son application, sur-tout dans les grandes désorganisations des membres, provenant d'une cause extérieure; car, dans ces cas, on ne saurait en retarder la soustraction, sans voir des accidens formidables et même mortels, survenir.

Cas qui ne donnent pas le temps d'employer les préparations, quoique étant nécessaires.

S'il était nécessaire d'indiquer généralement les cas dans lesquels les préparations sont utiles, nuisibles, ou impossibles, il ne l'est sans doute pas moins de tracer ici, avec une attention scrupuleuse, tous ceux qui exigent des considérations particulières; nous réservant de parler dans la suite du mode général à suivre dans l'application des préceptes fondamentaux de l'art de la préparation.

Des préparations particulières.

Préparations qu'il convient d'employer dans les amputations.

Lorsque, par une suite inévitable d'une maladie grave, un opérateur se trouve forcé de sacrifier un membre pour sauver la vie à un individu quelconque, il arrive à la suite de cette opération, outre les effets ordinaires qui résultent de l'ébranlement subit du système nerveux; il arrive, dis-je, un changement brusque dans la régularité des mouvemens synergiques (1) du système artériel, une augmentation dans la force projectile du cœur et des artères, ainsi qu'un état de pléthore produit de la gêne qu'apporte dans la circulation, l'augmentation subite de la colonne de sang, dont la plus grande partie rétrograde sur ses pas, étant trop brusquement, et contre son habitude, parvenue au terme de sa marche.

Des suites du reflux sanguin, démontré par le raisonnement, prouvé par l'expérience,

(1) Par le mot *synergie*, j'entends, avec le célèbre *Barthez*, un concours d'action des forces de divers organes qui coopèrent avec un organe déterminé pour constituer la forme générique d'une affection particulière, ou pour produire une fonction dont le siége principal est supposé dans cet organe.

il naît quelquefois des crachemens de sang, des hémorragies utérines ou nasales, des palpitations, des défaillances. Pour se mettre en garde contre ces accidens, pour prévenir la *suffocation* presque complète des ressorts les plus immédiatement attachés à l'existence humaine, il faut diminuer, avant l'opération, la quantité du sang, toutefois le malade étant fort et vigoureux; car, dans un état contraire, la marche à tenir doit être différente. Les moyens utiles dans le premier cas, sont les saignées plus ou moins fréquemment répétées, les délayans, la diète, que le temps nous a fait connaître comme le secours le plus convenable pour prévenir la pléthore. Dans le second cas, au lieu de moyens débilitans, il sera nécessaire de recourir aux toniques, seuls capables de mettre un frein au dérèglement que peut amener chez un individu très-faible, le changement de direction des forces toniques. A ces considérations particulières, qui se tirent toutes de circonstances tenant au genre d'opération dont nous parlons, il se joint naturellement celles qui dépendent de la marche ordinaire des accidens survenant après toutes les opérations un peu conséquentes. Ce serait vainement anticiper sur ce que nous aurons à en dire dans la suite, si nous nous arrêtions plus long-temps ici sur ce qui regarde la préparation à mettre en usage dans les amputations. Seulement je me permettrai de remarquer encore, que plus le membre qu'on ampute est conséquent, plus aussi on a lieu de redouter les effets particuliers énoncés tout-à-l'heure. En conséquence, il faut employer avec une latitude proportionnée, les moyens déjà prescrits, et s'abstenir scrupuleusement de l'usage des opiatiques; ces remèdes ayant l'inconvénient d'augmenter la force expansive du sang, ou, pour le dire en d'autres termes, développant un état de pléthore sanguine momentanée, comme l'a démontré *Tralles*, et d'autres avec lui.

Pour aller au-devant des objections qu'on pourrait me faire sur l'usage proposé des saignées, il sera, je pense, utile de démontrer ici que les anciens en usèrent plus souvent que nous. En effet, quoiqu'ils semblent, par leurs écrits, s'être abstenus très-fréquemment des évacuations sanguines, néanmoins on voit par quelques-uns de leurs passages, que le motif qui les engageait à les défendre, était la profusion de sang que perdaient toujours les malades pendant le temps de l'opération. *Nisi enim magna fuerit plethora, missio sanguinis ante operationem locum non habet; sed deperditio illa sanguinis quæ in ipsa operatione sequitur, sufficit.* . . Cette maxime de *Fabrice*, dictée par la prudence, ne saurait aujourd'hui mériter aucune considération ; car, instruits de la marche du sang dans ses vaisseaux, nous connaissons aussi celle d'en suspendre le cours et d'empêcher son effusion pendant le temps de l'opération. En cela plus heureux que nos pères, nous pouvons à notre gré calculer la quantité de sang que nous voulons soustraire, et nous ne redoutons plus comme eux, cette issue brusque et incalculable de sang, qui, ayant lieu pendant l'opération, entraînait après elle des syncopes très-embarrassantes pour le praticien, et souvent dangereuses pour le malade.

Quoique l'interversion qui a lieu dans l'ordre de la circulation, après l'opération de l'anévrisme, se rapproche beaucoup de celle que produit la soustraction d'un membre, cependant il existe une autre règle à suivre dans l'application des moyens préparatoires. Ils doivent être, dans cette maladie, calqués non-seulement sur les changemens qui se passent dans l'économie animale à la suite de l'opération, mais même encore sur ceux qui naissent dans le membre sur lequel elle se pratique. Ces derniers changemens sont regardés avec raison comme nécessaires au succès de l'opération ; aussi nous occuperons-

Préparations nécessaires dans les cas d'anévrisme.

nous de rechercher soigneusement le moyen de les obtenir.

Pour rendre le succès du traitement de l'anévrisme plus certain, pour en prévenir autant que possible les funestes effets, il convient de jeter ses regards sur l'état général du système, afin de le disposer avantageusement contre les dangers qui semblent le menacer. Ainsi l'on s'occupera, 1.° de rendre le sang moins visqueux, plus fluide, et par conséquent plus susceptible de circuler avec facilité, même dans les vaisseaux du moindre calibre ; 2.° de diminuer la pléthore sanguine si elle existe, pour faciliter le jeu des organes de la circulation ; 3.° enfin, d'administrer les moyens qui peuvent, sans diminuer l'irritabilité du cœur, affaiblir la rigidité des solides, et porter les forces du centre à la circonférence. Le médecin remplira la première de ces indications, en employant les délayans, comme le petit-lait, l'eau de veau, les décoctions des plantes émollientes, les bains, mais sur-tout le régime végétal : il satisfera à la seconde, en se servant des évacuans, au nombre desquels nous rangeons les saignées, les purgatifs, les diaphorétiques, et, si l'on veut, même les diurétiques. La crainte de débiliter les forces du cœur et des artères, doit faire mettre la plus grande circonspection dans l'usage de la saignée, sur-tout sachant qu'inconsidérément pratiquée, elle peut entraîner après elle les suites les plus funestes; c'est-à-dire, être cause d'une diminution très-grande du mouvement du sang, à l'aide duquel ce fluide fait effort pour se frayer une route nouvelle. Quoique les purgatifs ne puissent pas produire des résultats aussi dangereux, nous devons cependant en user, ainsi que des autres remèdes, *parcâ manu*, et avoir le soin de choisir ceux dont l'action douce ne peut faire craindre aucune suite fâcheuse. Quant à la troisième indication, plus compliquée que les précédentes, elle exige, pour être remplie, l'usage combiné des opiatiques et des antispasmodiques. Les premiers sont principalement utiles pour augmenter, d'après les observations de *Tralles*, les forces contractiles du cœur et des artères, en diminuant celles des autres parties solides de notre corps; les seconds, pour mettre obstacle à la trop grande concentration des forces sur les organes intérieurs, ou pour fixer les mouvemens organiques, dont l'irrégularité amène du trouble dans la circulation, et empêche qu'elle ne se fasse dans les parties un peu éloignées du cœur, principalement aux extrémités; sur-tout lorsque la succession des mouvemens toniques se fait de la circonférence au centre.

A l'usage de l'opium, du kina, du camphre, du castoréum, à celui des bains, il sera nécessaire d'adjoindre l'utile précaution de faire respirer un air pur au malade, sans être cependant trop vif; car concourant à rendre, dans ce dernier cas, les mouvemens du cœur trop forts par la trop grande quantité d'oxygène qu'il fournit au sang, il serait possible qu'une disposition inflammatoire en fût la suite, et troublât le succès de l'opération. Si le malade se trouve dans une position contraire, c'est-à-dire, s'il ne respire qu'un air lourd, peu oxygéné, un danger aussi grand que le précédent, quoique d'une nature différente, subsiste; parce qu'alors le sang, privé du stimulus nécessaire pour engager le cœur à des contractions assez fortes, ne circule plus que lentement, s'arrête au moindre obstacle, et dès-lors les parties qui en sont privées, manquant de nourriture, tombent en gangrène. Voilà sans doute, comme il est aisé de le penser, des motifs plus que suffisans pour qu'un praticien sage tienne toujours son malade, avant et après l'opération, dans un air convenable:

Est modus in rebus, sunt certi denique fines,
quos ultrà citràque nequit consistere rectum.

Si la respiration d'un air pur peut concourir à faciliter le succès de l'opération dont nous parlons, je pense que la liberté de cette importante fonction n'est pas moins utile. Car, si par un évènement quelconque elle se trouve lésée, de suite la circulation pulmonaire se fait imparfaitement, le sang s'épaissit, devient noir, marche avec difficulté vers la circonférence du corps; ce qui cause une très-grande incertitude dans le succès de l'opération. Cette vérité, que le manque de faits ne rend pas susceptible de preuves, reste pour moi une de celles qu'on nomme de sentiment intérieur; sur-tout étant immédiatement liée avec celle tirée du changement qu'éprouve le sang, la respiration étant gênée. Au sujet de cette dernière, on trouve des observations qui en démontrent l'authenticité. Telle est celle du jeune homme dont parle *Pouteau*, qui ne perdit, pendant tout le temps d'une amputation de jambe, qu'un sang noir, visqueux, fruit du spasme violent, fixé depuis vingt-quatre heures sur les organes intérieurs, spécialement sur le poumon, l'estomac, etc. (1).

(1) Voici, ce me semble, la manière de rendre raison des particularités qui se présentent dans l'observation de *Pouteau*. Le poumon, dans un état de spasme, n'a pu se dilater, le sang n'y est entré qu'en petite quantité; la majeure partie de celui-ci n'a donc pu être saturé convenablement d'oxigène; en conséquence, sa couleur noire ou veineuse, a dû se conserver. De plus, l'épaisseur de ce fluide a dû dépendre en partie du défaut de dégagement de carbone, en partie

Il suit de tout ce que nous venons de dire, que le retard, comme l'accélération trop grande dans la circulation sanguine, nuisent également au succès de l'opération. Aussi devons-nous les éviter, et écarter du malade tout ce qui peut développer chez lui une passion vive de l'ame; car, d'après les remarques de *Louwer* et de *Matani*, (qu'elles dirigent ou non les forces de la circonférence au centre) elles sont des causes fréquentes d'anévrisme; sans doute parce qu'elles troublent la circulation, et que, comme le remarque le célèbre *Barthez*, elles produisent une altération inégale dans la force de cohésion des membranes artérielles.

Après avoir ainsi, de la connaissance des différens vices nuisibles au succès de l'opération, déduit les principales conséquences qu'il m'importait de tirer relativement à la préparation générale des malades dans le cas d'anévrisme, il me reste à chercher quelles maximes je dois recueillir des changemens qui se passent dans le membre après l'opération, et quelles règles je dois suivre pour les faciliter, étant jugés nécessaires.

---

du spasme établi sur le sang, ou peut-être encore de la lenteur avec laquelle il était chassé par les organes qui le contiennent; car ce fluide, comme on le sait, tend à se concréfier dès qu'il se rapproche de l'état de repos.

Plus on réfléchit sur l'enchaînement merveilleux qui existe entre les différentes parties de notre corps, plus on considère les moyens à l'aide desquels la nature coordonne l'ensemble de l'économie animale, plus on admire les vues sages qui la dirigent. Elle semble, en artiste habile, s'être ménagé des ressources pour suppléer des organes qui ne peuvent, dans certains cas, remplir leurs importantes fonctions. Ainsi, par exemple, elle paraît s'être réservé comme telles, les communications vasculeuses. A leur faveur, elle remplace ou rétablit la circulation sanguine, interrompue dans les gros troncs artériels oblitérés dans certaines circonstances. Mais comme cette continuation dans la circulation, ne s'opère, après l'opération de l'anévrisme, que par le secours d'une substitution d'organe, que nous nommerons conservatrice, il importe de la connaître, et de suivre le travail nécessaire à son établissement.

Dès qu'on a achevé de lier l'artère anévrismatique, ses parois se rapprochent, se touchent, et ne permettent plus au sang de passer. Arrêté dans sa course, il fait des efforts pour surmonter l'obstacle qu'il rencontre. De ces efforts, les uns sont parallèles à l'axe du vaisseau, les autres perpendiculaires. Les premiers poussent en vain l'obstacle et deviendraient complètement inutiles, s'ils ne contribuaient à faciliter ceux qui poussent latéralement les parois de l'artère. A la faveur de ces derniers, les globules sanguins se détachent de la colonne à laquelle ils appartiennent, enfilent les ouvertures rétrécies des vaisseaux ou branches collatérales les plus ténues, les dilatent, et les rendent enfin susceptibles de laisser circuler, au lieu de globules séparés, une colonne de sang assez conséquente pour entretenir la vie dans les parties du membre situées au dessous du point oblitéré de l'artère. La dilatation qui s'opère ici graduellement dans les vaisseaux où le sang ne circule d'abord qu'avec difficulté, dépend, 1.° de la force de pression qu'exercent sur leurs parois les molécules de sang introduites dans leurs cavités; 2.° de la faiblesse relative de ces parois à cette même force de pression. Or, comme il importe, pour le succès de l'opération d'anévrisme, que les petites artérioles qui partent du vaisseau au dessus de la ligature, et qui se rendent, à la faveur d'autres ramifications, dans la même artère au dessous de l'obstacle, se dilatent; il faudra donc, par des moyens appropriés, tâcher de l'obtenir. Ces moyens, dont le but doit être d'établir les deux dispositions précédentes, consistent, les uns, à mettre obstacle momentanément et à différentes reprises, au passage du sang dans le point de l'artère qui doit dans la suite s'oblitérer, afin d'habituer, pour ainsi dire, ce fluide à suivre la route nouvelle qu'il devra parcourir après l'opération; les autres, non-seulement à diminuer la rigidité des parois des vaisseaux qui doivent se dilater, mais encore à augmenter l'afflux du sang vers le membre auquel ils appartiennent, pour accroître la force de pression de ce fluide contre les parois des artères qui doivent se dilater.

La compression instantanée qu'on exerce sur l'artère anévrismatique, dans le point où elle doit s'oblitérer, forme l'unique secours capable de remplir la première indication. Par elle, dirigée d'après les principes connus, on obtiendra, comme nous l'indique l'illustre *Petit*, « la dilatation des vaisseaux collatéraux : de » sorte que, lorsqu'on liera le tronc de l'ar» tère en faisant l'opération, les vaisseaux » dont il s'agit se trouveront déjà disposés à » recevoir le sang, à le porter aux parties » inférieures, et par ce moyen à rétablir la » circulation interrompue par la ligature. »

En parlant de la compression comme moyen préparatoire, nous devons remarquer, qu'autant elle peut être avantageuse, appliquée suivant les principes de l'art, c'est-à-dire, faite de telle sorte qu'elle ne porte que sur deux points de la circonférence du membre, celui qui répond à l'artère, et le diamétralement opposé; autant elle peut être nuisible, appliquée vicieusement, parce que comprimant, dans ce cas, la totalité du membre, elle empêche au sang de passer non-seulement dans l'artère qu'on devra oblitérer par la suite, mais même encore dans l'intérieur des petits vaisseaux collatéraux qui doivent la suppléer, et dont elle empêche ainsi la dilatation. Outre cet inconvénient, la compression mal faite a encore celui de produire dans le membre une infiltration des sucs lymphatiques, qui forment, en stagnant dans le tissu cellulaire, une masse susceptible de résister par sa dureté à l'effort du sang, lorsqu'il devra, après l'opération, se frayer une route nouvelle. Ainsi donc il ne faudra point oublier les préceptes de l'art, lorsqu'on appliquera la compression prophylactique; car de cet oubli il pourrait résulter les suites les plus funestes pour le malade. Enfin, pour terminer ce que nous avions à dire sur le moyen dont nous venons de parler, nous ferons encore observer qu'il doit être réitéré dans son application plusieurs fois par jour, pendant une ou deux heures, sur-tout vers les derniers temps de la préparation. Quant à l'origine de son exécution, elle devra dater d'une époque d'autant plus reculée du jour de l'opération, que la maladie sera moins ancienne. Car dans le cas où l'anévrisme subsiste depuis long-temps, on observe que la résistance que le sang a éprouvée à circuler dans le point où l'artère était malade, l'a forcé de se frayer une autre route par les vaisseaux collatéraux. Aussi peut-on quelquefois, sans avoir recours à l'usage du moyen conseillé, tenter, ayant disposé convenablement l'individu par les remèdes généraux, tenter, dis-je, l'opération nécessaire. L'expérience, fruit de l'observation, nous autorise à penser ainsi. En effet, ne trouve-t-on pas dans les fastes de l'art, que les opérations d'anévrisme qui ont le mieux réussi, sont celles pratiquées aux époques les plus reculées de la formation de ces sortes de maladies? Il n'existe sans doute d'autres causes de cette préférence curatoire, que celle que nous venons d'énoncer. (1)

La sage précaution d'adjoindre au moyen compressif, l'usage des topiques susceptibles de diminuer la rigidité des artères collatérales, ne doit jamais être oubliée. Ainsi on emploiera

---

(1) Je dois faire remarquer en passant, que la compression ne peut être employée que dans quelques anévrismes des artères des extrémités, savoir, dans ceux qui affectent les artères fémorales au dessous de l'arcade crural, l'artère brachiale le long de son trajet, etc.

en même temps que la compression, les bains d'eau chaude, les fumigations de nature émolliente, les douches thermales sur le membre; on le recouvrira ensuite de cendres chaudes, afin de déterminer sur lui un afflux continuel de sang, et de le mettre dans une disposition légèrement phlogistique, état que l'illustre *Petit* regarde comme favorable au succès de l'opération. (1)

Préparations utiles lorsqu'on pratique une opération sur un organe membraneux.

Les vues pratiques qui dirigent sans cesse celui qui veut obtenir quelques succès dans le traitement des maladies les plus graves, retracent ici l'importance des préparations dans les opérations que l'on pratique sur des organes membraneux, plus sensibles que les autres : destinés à faire une sécrétion continuelle de sucs muqueux, ils ne sont jamais le siége d'aucune lésion, sans qu'on ait à redouter des accidens particuliers, au devant desquels il est prudent d'aller. La boussole qui guidera nos pas dans cette route jusqu'ici peu battue, sera celle de l'observation; flambeau précieux, qui décèle souvent la marche cachée de la nature, lors même qu'elle semble jalouse de nous tenir en suspens *en nous voilant ses merveilles*.

(1) Voyez *Œuvres posthumes*, *Traité des Hernies*.

Toute disposition à la dégénérescence pituiteuse, déterminant par elle-même un ordre de phénomènes contraire à celui que doit établir la fièvre traumatique, il n'est pas étonnant qu'incontinent après l'opération, cette disposition devienne cause d'accidens très-graves, c'est-à-dire, empêche, d'une part, l'établissement d'une bonne suppuration, et de l'autre, produise des congestions séreuses sur les organes qui ont un rapport sympathique avec celui sur lequel elle est pratiquée. D'après cela, il sera donc nécessiare de ce mettre en garde contre un dérangement aussi funeste, soit en rappelant à un degré convenable les forces toniques du système en général, soit en évacuant les premières voies lorsqu'elles se trouvent infarctées de matières pituiteuses, soit enfin en entretenant la peau dans l'intégrité de ses fonctions; c'est-à-dire, en la maintenant dans cette disposition favorable qui la fait réagir avec force sur les organes digestifs, et activer, s'il est permis de s'exprimer ainsi, la sécrétion de l'humeur transpirable. Cette dernière fonction de l'organe cutané, mérite toute l'attention de l'opérateur; car rien n'est tant à redouter pour la vie du malade, que sa suppression ou diminution; sans doute, parce qu'alors l'humeur de la transpiration se trouvant portée par une succession de mouvemens rétrogrades, de la circonférence au centre, aboutit immédiatement sur les organes membraneux qui sont le siége de l'opération, y détermine une fluxion catarrale, dont la force est quelquefois si grande, que la suppuration ou la gangrène en sont les suites.

Quoiqu'il ne soit pas toujours facile de rendre le ton ou l'action organique au système général du corps, il ne faut pas moins, avant de se décider à pratiquer une opération du genre de celle dont il s'agit, il ne faut, dis-je, pas moins administrer tous les moyens convenables. Sans cette précaution, l'individu, débilité radicalement, se trouve en proie à une série d'accidens contre lesquels il est difficile de lutter, une fois établis. Les moyens susceptibles de prévenir d'aussi fâcheux résultats, sont l'usage des substances toniques, comme le kina, le vin, les bons analeptiques, l'exercice modéré, l'habitation dans un air sec et froid, et, pour le dire en un mot, l'usage des cordiaux maniés avec précaution. A tous ces remèdes, il sera prudent d'adjoindre les calmans, les antispasmodiques, unis avec quelques sels mercuriels ou quelques préparations antimoniales. De ces différentes substances, les unes, en déterminant de légères secousses de l'estomac, agiront comme toniques ; les autres, comme propres à évacuer la surabondance des sucs lymphatiques, qui, par leur présence dans les voies gastriques, entretiendraient la débilité de ce système d'organes; les autres agiront enfin comme modératrices des mouvemens irréguliers du système nerveux, toujours très-grands chez les personnes faibles, dans lesquelles, ainsi que le démontre l'expérience, la *laxité vibratile* se trouve portée au suprême degré.

Malgré les avantages très-grands que l'on peut retirer des substances mercurielles et antimoniales, il faut cependant en limiter l'usage. Car si l'on insistait trop long-temps sur elles, elles pourraient produire un degré d'irritation fixe du côté des viscères abdominaux. Soutenu et augmenté ensuite par l'opération, il pourrait en résulter le développement d'une affection gastrique, d'autant plus redoutable dans la circonstance dont il s'agit, que, méconnaissant sa cause, on l'accroîtrait au lieu de la détruire, en employant les évacuans.

Sans m'arrêter très-long-temps sur ce qui regarde la seconde indication à remplir pour disposer le malade le plus favorablement que possible à l'opération qu'il doit supporter, je dirai qu'il importe de jeter ses regards sur les premières voies. Fréquemment elles se trouvent pleines d'une humeur qu'il faut nécessairement expulser. D'ailleurs, elles influent singulièrement, et par un mécanisme peu connu, sur presque toutes les fonctions. Les remèdes à la faveur desquels on rendra ces voies libres, seront les purgatifs ou les émétiques. Les uns et les autres peuvent être employés avec avantage, suivant les circonstances. On aura recours à l'émétique toutes les fois que l'estomac sera le principal siége des matières saburrales ; et aux purgatifs, lorsque la turgescence, au lieu d'être supérieure sera inférieure. Le vomitif qui nous paraît le plus convenable est l'ipécacuanha. On dit qu'il fond les sucs visqueux des premières voies. Ce que je sais, c'est qu'il en fait souvent rendre une quantité prodigieuse. Au reste, j'en appelle à l'expérience : qu'on le donne aux personnes faibles qui sont dans un abattement général, et l'on verra si ce moyen n'est pas du plus grand avantage pour elles.

Quant aux purgatifs, il me semble qu'on doit les choisir dans la classe des apophlegmatisans, et qu'on doit, autant que possible, les associer aux amers, sur-tout au kina. Cette pratique, trop peu usitée, mérite cependant de l'être, principalement quand on a des individus faibles à traiter.

Plus je réfléchis à ce qui regarde l'organe

cutané, plus je sens combien il importe d'éviter tout ce qui tend à le rendre, sinon malade, du moins faible; parce qu'alors les sucs lymphatiques ne pouvant être éliminés convenablement, engouent toutes les parties de notre corps, et les disposent à l'établissement des congestions lymphatiques, si funestes après les grandes opérations des organes membraneux. Pour répondre à ces vues, aussi faciles à concevoir qu'utiles en elles-mêmes, il faudra donc que les malades évitent le trop grand repos, le séjour dans des lieux humides et sombres; car la lumière paraît être d'une utilité très-grande pour prévenir l'établissement des sucs muqueux ou pituiteux; on dirait même qu'elle a pour propriété, de déterminer, agissant sur la peau, une hématosation des fluides qui se rendent au tissu cutané, ou qui sont pompés par lui dans l'atmosphère. Quelque vague et hasardeuse que puisse paraître cette idée, elle n'est cependant pas dénuée de fondement. Voici, au reste, ce que nous apprend l'observation. Toutes les personnes fortes bien colorées, qui séjournent long-temps dans des pays couverts, deviennent pâles, s'étiolent, perdent, par le manque de lumière, la plus grande partie de leurs forces, et sont bientôt réduites à un état de bouffissure, d'infiltration séreuse, qui ne peut se dissiper que par l'influence de la lumière. Le contraire se remarque dans les pays découverts, dans ceux où la lumière très-vive laisse aux individus qui les habitent, l'agrément d'en jouir souvent et long-temps; aussi les voit-on forts et colorés, et presque tous sanguins ou bilieux. D'après ces faits, je crois qu'il est permis de conclure que si l'hématosation produite par la cause dont je parle, n'est point encore démontrée jusqu'à l'évidence, du moins elle semble admissible sous certains rapports.

L'action de l'organe cortical peut encore être facilitée par d'autres moyens que ceux déjà énoncés. Ainsi on peut leur adjoindre les frictions sèches ou faites avec des substances aromatiques, ou bien encore leur associer les bains froids. A l'aide de ce dernier moyen, on pourra, chez les enfans, diriger une partie des forces qui se portent à la circonférence, vers les organes digestifs, et les rendre susceptibles d'expulser eux-mêmes une partie des sucs muqueux, toujours surabondans dans cette première époque de la vie.

Les avantages attachés, dans la circonstance présente, à l'action de la chaleur modérée, doivent la faire indiquer ici comme un des moyens préparatoires les plus efficaces. Les anciens, fidèles observateurs de la nature, sont les fondateurs de cette idée particulière. D'après elle, ils avaient établi pour précepte de ne pratiquer les principales opérations que dans les saisons du printemps et de l'automne. Mais l'art se perfectionnant chaque jour, par lui pouvant en quelque sorte suppléer ou corriger certains vices de la nature, nous pourrons, en employant certaines précautions, faire presque avec autant de succès, une opération en été qu'en hiver. Je dis presque, car on ne saurait révoquer en doute l'influence des saisons sur l'économie animale, qui portent sur tel ou tel genre d'organe une débilité remarquable.

Quoique le médecin soit très-rarement forcé de recourir à d'autres moyens que ceux déjà prescrits, cependant il peut se faire qu'ils soient insuffisans. C'est au praticien éclairé à en juger, et à préparer alors le malade par les saignées et les autres remèdes ordinaires, ne perdant cependant jamais de vue les contre-indications nombreuses qui peuvent se présenter, tirées de l'âge, du sexe, du tempérament du malade, etc.

Les opérations de la taille, ainsi que celles qui se pratiquent sur le rectum, exigent l'usage particulier des lavemens. Il pourrait y avoir de l'inconvénient, dans l'un et l'autre cas, de ne pas s'en servir. Non seulement ils tendent, étant faits avec des substances calmantes, à diminuer la sensibilité très-grande de ces organes, mais encore à évacuer les matières fécales contenues dans les gros intestins. Par-là ils évitent dans la première opération, que le rectum ne soit plein, et par conséquent ne vienne se présenter au couteau de l'opérateur; et dans celle de la fistule à l'anus, ils empêchent que le besoin d'aller à la selle n'ait lieu immédiatement après l'opération, et que l'on ne soit obligé de lever l'appareil, dont la présence est quelquefois nécessaire pour arrêter une hémorragie. En conséquence, il n'existe aucune équivoque sur les avantages que l'on retire des moyens que nous proposons; aussi doit-on dans tous les cas y avoir recours.

Utilité des lavemens dans les opérations de la pierre et de la fistule à l'anus.

L'expérience journalière démontre que les effets les plus redoutables qu'on ait à craindre dans les opérations qui se pratiquent sur les organes membraneux, dépendent de la très-grande sensibilité de ces parties. Aussi doit-on de bonne heure s'en rendre maître par l'usage des opiatiques. Ces remèdes, quoique convenant dans la plupart des circonstances, peuvent quelquefois, employés sans ménagement, devenir funestes, sur-tout chez les enfans, dans lesquels les mouvemens expansifs sont outrés, et chez lesquels toutes les forces sont dirigées vers la tête ; mouvement, direction de force, que ce genre de médicament favorise si fortement, qu'il peut en résulter des accidens particuliers.

Calculer les dangers de l'opération de la pierre, d'après les douleurs cruelles qu'aura éprouvées le malade depuis l'établissement de sa maladie ; les redouter comme dépendant de l'augmentation dans la sensibilité ; se mettre en garde contre eux par l'usage des substances narcotiques : voilà sans contredit les principes donnés et la pratique reçue dans tous les cas. Mais quiconque s'arrêtera un instant avec moi pour considérer ces règles générales, verra bientôt qu'elles présentent fréquemment des exceptions, des modifications d'autant plus importantes à connaître, que dans quelques circonstances elles exigent une conduite opposée à celle que l'on suit ordinairement. Je suppose, par exemple, que le malade auquel on doit faire l'opération de la pierre, se trouve débilité, non seulement par les douleurs, mais encore par l'âge ; alors il pourrait y avoir du danger d'user pour lui de médicamens capables d'amortir les forces sensitives, comme l'opium ; car, ainsi que le démontre l'expérience, le stimulus particulier situé dans la vessie étant enlevé, l'individu tombe dans un état d'insensibilité tel, que la mort en est la suite, sur-

tout

tout si l'on ne parvient, par des remèdes convenables, à réveiller, s'il est permis de s'exprimer ainsi, le principe de la sensibilité qui paraît s'être concentré sur un organe, et y rester, pour ainsi dire, comme engourdi. Il semble, disait un jour à ce sujet, et très-ingénieusement, un des chirurgiens les plus célèbres de Lyon, le citoyen *Dussaussoy*, que dans ces circonstances la vie n'est alimentée et soutenue que par la vive irritation que détermine la pierre sur la vessie, organe destiné par la succession des effets de la maladie, à servir de centre ou d'hypomoclion aux forces sensitives qui s'irradient de ce viscère sur tout le système. D'après cela, je ne vois rien d'étonnant, disait ce praticien célèbre, que l'extraction de la pierre devienne cause de mort : contenue dans la vessie, elle était une source de développement des forces sensitives de cet organe ; extraite, ces mêmes forces sont dans une inertie qui les rend nulles pour l'économie entière.

Si les narcotiques conviennent dans les opérations qui se pratiquent sur les organes membraneux, situés dans les cavités inférieures du tronc ; ils ne jouissent pas des mêmes prérogatives et ne peuvent être employés sans crainte dans celles que l'on pratique sur les parties qui avoisinent le crâne, ou qui s'y trouvent contenues ; parce que déterminant un mouvement impétueux du sang vers cette région, ils fournissent une cause de développement aux accidens inflammatoires, qui peuvent avoir les suites les plus funestes. La réflexion particulière dont il s'agit, s'applique spécialement aux cas dans lesquels on porte l'instrument tranchant sur l'œil, soit qu'on veuille en faire l'extirpation, ou en rétablir la transparence, en faisant l'extraction du cristallin devenu opaque. Il me semble, en effet, que quelquefois les accidens inflammatoires qui naissent après cette opération, et qui procurent la perte de l'organe visuel, dépendent, ainsi que ceux qui ont lieu après l'extirpation du globe de l'œil du côté de l'intérieur du crâne, dépendent, dis-je, de l'usage inconsidéré de ce médicament, la veille de l'opération ou le jour même. Pour cette raison, je pense qu'il sera prudent de s'en abstenir, ayant le soin cependant de le suppléer par quelques substances qui, quoique présentant les mêmes avantages, ne présentent pas les mêmes inconvéniens ; c'est-à-dire, qu'il faudra le remplacer par les médicamens qui ont pour propriété spéciale de calmer l'irritation nerveuse, et d'amortir la douleur. La précaution que j'indique ici, semble avoir été prise par *Fabrice*, comme on peut le voir dans la 2.e observation de sa 1.re Centurie. Ce praticien distingué n'employa en effet, dans le malade qui en forme le sujet, que des calmans, comme le camphre, le safran, etc. auxquels, suivant le besoin, on pourrait adjoindre l'extrait de jusquiame blanche (1) ou noire, le castoréum, etc. (2)

Prévenir le vomissement qui survient quelquefois à la suite de l'opération de la cataracte dans les personnes très-irritables, dans celles dont le système nerveux est très-mobile, forme la dernière des précautions à prendre pour assurer le succès d'une opération aussi délicate. Mais comment réussir dans cette entreprise? Aucun moyen n'offre plus de certitude dans la circonstance présente, pour prévenir les secousses de l'estomac, que l'anti-émétique de *Rivière*. Ce médicament diminue,

(1) L'extrait de jusquiame ne cause presque aucune irritation; il ne produit ni congestion ni échauffement de sang; il n'arrête point le flux de ventre, et il possède des propriétés antispasmodiques extraordinaires. (Hufeland, *Traité sur les maladies des enfans*, *Bibliot. German*.... *pag.* 41.)

(2) Pour rendre l'opération de la cataracte plus facile, on conseille d'habituer d'avance l'organe de la vue à rester immobile lorsqu'on le touche avec un corps solide : de plus, on donne le précepte de l'accoutumer à changer *ad libitum* de situation, c'est-à-dire, à prendre toutes les positions que l'opérateur jugera nécessaires lorsqu'il pratiquera l'incision de la cornée, ou qu'il percera derrière elle la membrane sclérotique par la méthode de l'abaissement.

d'une part, les forces sensitives de l'éstomac, de l'autre, celles de l'irritabilité : effet qui n'a rien de surprenant, quand on sait que le gaz acide carbonique jouit de ces différentes propriétés pour toutes les parties de notre corps. Peut-être même que son action si subitement destructive de la vie, lorsqu'il est respiré, dépend principalement de la propriété spécifique qu'il possède, d'amortir les forces sensitives, non seulement des solides, mais encore des fluides.

Si donc le gaz acide carbonique possède la propriété spéciale de diminuer la sensibilité et l'irritabilité, ainsi que le prouve l'expérience, pourquoi ne pas l'employer plus fréquemment qu'on ne le fait, dans certaines affections où ces deux forces actives du principe vital sont dans une action démesurée, et font craindre pour la vie du malade? Tels sont, par exemple, les accès d'hydrophobie, dans lesquels il me semble qu'on pourrait tenter avec avantage l'immersion de tout le corps dans ce gaz, jusqu'à ce que son influence se fût marquée par un commencement d'asphixie.

Jusqu'ici je me suis occupé des détails que méritaient les préparations particulières. Sans doute, pour les compléter, on aurait encore beaucoup de choses à ajouter; mais pouvant faire entrer dans les considérations générales ce que nous aurons à en dire ; crainte de répétition, je me dispenserai pour le moment d'en parler.

Des préparations générales.

Nous avons dit antécédemment qu'après une opération majeure, la douleur et la crainte qu'elle cause, procuraient un trouble général des fonctions de l'économie animale. *Lucrèce* en fait un tableau frappant, en disant :

Verùm ubi vehementi magis est commota metu mens,
Consentire animam totam per membra videmus,
Sudores itaque, et pallorem existere toto
Corpore ; et infringi linguam ; vocemque aboriri ;
Caligare oculos ; sonere aureis ; succidere artus.

Des suites de cette interversion dans les mouvemens vitaux, il se manifeste, ainsi que le démontre l'expérience, une fièvre plus ou moins violente, que nous nommerons, avec les auteurs, *fièvre traumatique*. Elle est indispensablement nécessaire pour l'établissement de la suppuration, et ressemble en quelque sorte, pour la production de cet acte curatif de la nature, à celle qui détermine chez les femmes, la montée du lait aux mamelles, et qui élabore convenablement les sucs destinés à former cette humeur. Elles sont, l'une et l'autre, le fruit d'un acte particulier des forces digestives ; elles tiennent à la nature inflammatoire ; aussi faut-il, pour leur production, un développement marqué des forces toniques, avec prédominance des mouvemens expansifs, sur ceux que l'on nomme *de condensation*. C'est sans doute à la lésion de ce mode d'équilibre, établi par la nature entre les efforts répétés qui vont du centre du corps à la circonférence, et de la circonférence au centre, qu'est dû l'accident très-grave de la suppuration supprimée. Aussi doit-on s'appliquer à prévenir, pendant tout le temps du traitement d'une plaie, les causes multipliées qui peuvent le rompre, sur-tout lorsqu'elle est encore récente, et qu'elle n'est pas devenue un centre habituel de mouvemens fluxionnaires ; ou, pour le dire en d'autres termes, lorsque la nature n'a pas encore conçu l'idée de la réproduction fixe et constante de ces mêmes mouvemens.

Dès que le résultat de la marche bienfaisante de la nature a déterminé, dans le cas de plaie, le développement avantageux des forces indiquées, on voit dans la partie qui en est le siége, l'établissement de la suppuration se faire, de même que dans un organe glanduleux on apperçoit la sécrétion de l'humeur qu'il élabore, s'établir dès que les forces se sont dirigées sur lui. Or donc, si la marche de la nature est de développer une disposition inflammatoire générale pour rendre les forces digestives qui résident dans la plaie, plus actives, et l'appareil du mouvement fébrile local, plus libre; il ne faut entreprendre aucune opération, sans s'être au préalable, assuré de toutes les circonstances à l'aide desquelles cette fièvre traumatique se développera, se déploiera avec l'énergie convenable: sans cette précaution, on devra toujours appréhender l'apparition d'accidens redoutables; accidens qu'une mort prompte ne manque presque jamais d'accompagner; issue cruelle qui appartient aussi quelquefois au développement outré de l'orgasme fébrile, et contre lequel il faut se prémunir, avant de tenter une opération quelle qu'elle puisse être. A ces deux règles de prévoyance, savoir, 1.° faciliter le développement convenable de la fièvre traumatique, en détruisant les causes qui peuvent en gêner le cours, 2.° modérer toutes les puissances productrices de l'orgasme fébrile, dès qu'on soupçonne que son développement sera outré, se bornent toutes les considérations générales importantes que je me propose de développer sur les principes fondamentaux de l'art de préparer les malades aux grandes opérations.

Causes qui peuvent mettre obstacle au développement de la fièvre vulnéraire.

Jamais aucun effet maladif ne reconnut un plus grand nombre de causes que celui de la gêne ou de l'empêchement dans le développement de la fièvre vulnéraire; jamais, par conséquent, aucun ne fut plus digne de fixer l'attention du praticien. Il peut dépendre de l'âge, du tempérament, du lieu qu'on habite, du régime que l'on a tenu, de l'influence du moral sur le physique, de la constitution régnante épidémique, de la constitution de la saison, de la mauvaise disposition des voies gastriques, d'une perte trop grande de sang ou de tout autre fluide d'une importance marquée pour la conservation des forces vitales, de la concentration vicieuse ou physiologique des forces générales du principe de vie sur un organe, comme l'estomac, la matrice, etc.; enfin, il peut être le résultat de la préoccupation des actes vitaux, à déterminer des effets maladifs, comme dans les circonstances où les vices scrophuleux, scorbutique, vénérien, rhumatique, goutteux, subsistent.

L'âge viril et celui de l'adolescence sont de la vie les deux époques les plus favorables pour le développement facile de la fièvre vulnéraire; parce qu'alors les mouvemens organiques présentent beaucoup de force et de régularité; parce qu'enfin dans ces instans de notre existence, les rapports des forces sensitives et motrices du principe vital sont dans un degré d'équilibration constant et durable, degré qui assure la marche avantageuse de l'acte curatif qu'entreprend alors la nature, en développant, après une opération quelconque, la fièvre que nous avons dit être de nature phlogistique. Un ordre aussi convenablement établi dans la réciprocité d'action ou de contrebalancement des forces sensitives et motrices, manquant ou ne pouvant exister qu'imparfaitement dans l'enfance et dans la vieillesse, il n'est pas étonnant de voir fréquemment ces deux époques de la vie, rapprochées l'une de l'autre par la disposition irrégulière des forces qui leur appartiennent, quoique éloignées par la fin qu'on leur connaît; il n'est pas étonnant de les voir subsister comme cause d'empêchement à la marche successive du développement de la fièvre traumatique : aussi doit-on, lorsqu'elles existent, se mettre en garde contre elles, et tâcher de les annuller, en employant chez les enfans les analeptiques toniques, les légers martiaux, afin de fixer, d'arrêter les mouvemens nerveux qui ont une tendance à devenir très-irréguliers; car chez eux le système nerveux est faible et irritable. Dans ces mêmes individus, il faut encore employer les remèdes qui évacuent doucement, afin d'éliminer les substances qui n'ont pu être convenablement digérées. Dans les enfans, la nature paraît se lasser dans la digestion des humeurs; elle la commence bien et la finit mal. C'est sans doute à cette imperfection du travail digestif, que nous devons attribuer la surcharge fréquente de matières pituiteuses du côté des voies intestinales, qui a lieu dans le premier âge de la vie, et par suite, la présence familière des vers, ainsi que le confirme l'expérience journalière. Contre des effets aussi dangereux que ceux dont il s'agit, il est bon de savoir se prémunir, non-seulement en employant les remèdes internes propres à produire leur destruction, mais encore en suivant le conseil donné par beaucoup d'auteurs, de faire tenir les enfans à un air froid, de leur faire faire de l'exercice, et enfin, de leur procurer un sommeil long; car pendant cet acte particulier de la vie, on sait que les organes intérieurs travaillent avec une activité très-grande: *Somnus labor in visceribus*, disait *Hyppocrate.* Outre toutes les précautions qui viennent d'être énumérées pour assurer le succès des opérations que l'on pratique sur les enfans, il en est encore une qui ne doit point être oubliée; savoir, de suppléer quelquefois à l'évacuation de l'humeur de rache par l'emploi des vésicatoires, lorsqu'elle ne peut être éliminée convenablement par les seules forces de la nature.

Dans la vieillesse, le manque de force sensitive ou l'insensibilité qui devient bientôt dureté, et qui semble préparer l'homme à la mort, exige l'usage de moyens préparatoires particuliers ; tels sont les fomentations générales, les bons analeptiques, comme le vin, quelques mélanges d'acides, d'amers et de stomachiques, moyen conseillé par l'illustre *Barthez*, comme très-avantageux dans les différentes maladies des vieillards, sans doute pour rappeler les forces vitales qui semblent d'autant plus disposées à abandonner le corps, qu'elles ont moins de temps à l'animer.

Sans avoir égard aux contestations nombreuses qui se sont élevées parmi les auteurs, tant anciens que modernes, sur la manière de distinguer les tempéramens ; sans discuter les raisons qui ont fait dire aux derniers, que les fondemens de la doctrine des tempéramens établie par les anciens, était mauvaise, et qui feraient dire à ceux-ci, s'ils pouvaient jouir du droit de *népotisation*, que ceux qui les accusent sont dans l'erreur ; sans fixer enfin auquel de ces systèmes nous devons donner la préférence ; je démontrerai ici qu'il est certains états particuliers du corps, dans lesquels la fièvre vulnéraire est empêchée dans son développement, et contre lesquels il faut s'opposer.

Parvenu depuis long-temps, par les résultats de l'observation, à savoir que les tempéramens dans lesquels l'ame n'a pas une influence trop grande sur le physique, sont les plus favorables au développement du mouvement fébrile dont il s'agit; parvenu aussi à connaître combien est avantageux pour ce travail important, l'état particulier du corps dans lequel nul organe n'est sensiblement plus faible que les autres, et dont les forces organiques se déploient avec une énergie heureuse : démontrons, guidés par le raisonnement et l'expérience, que rien ne s'oppose plus directement à cet effort curatif que les constitutions faibles, dans lesquelles les sucs muqueux surabondent, ou bien encore dans lesquels les forces sensitives ont une prédominance sur toutes les autres.

Que la débilité dans la constitution des individus dépende de l'affaiblissement radical des forces du principe de vie, ou seulement d'une existence proportionnelle de ces forces, à la manière d'être des différentes parties qui nous constituent; il ne peut jamais se passer dans ces circonstances que des actes d'une énergie bien inférieure à celle nécessaire pour l'établissement de la fièvre traumatique : aussi ces individus succombent-ils très-fréquemment peu de jours après les opérations majeures qu'ils ont supportées, la suppuration n'ayant pu s'établir. Maintes fois j'ai eu occasion de faire cette remarque, pendant mon séjour à l'hôpital de Lyon, mais plus particulièrement sur une jeune femme affectée d'un anévrisme faux de l'artère tibiale postérieure, et chez laquelle toutes les forces étaient épuisées, par suite des hémorragies fréquentes et des craintes soutenues qu'elle avait éprouvées depuis le principe de sa maladie. Dans cette malheureuse, qui succomba au 4.e ou 5.e jour de l'amputation de la jambe, que je lui pratiquai, sous les auspices du chirurgien en chef, le citoyen *Petit*, (un de ces hommes dont on s'honore d'avoir été le disciple), on ne vit aucune tendance à l'établissement de la suppuration, quoiqu'un mouvement fébrile assez marqué, se manifestât le jour même qu'elle fut pratiquée. Circonstance digne de fixer l'attention de celui qui cherche à connaître les lois qui appartiennent à la nature humaine; car elle démontre que chaque acte exige un concours spécifique de mouvemens particuliers, et non pas seulement un développement irrégulier de ces mêmes mouvemens. Une solution aussi malheureuse que la précédente, arrive quelquefois chez les personnes qui ont une débilité circonscrite, ou qui n'affecte qu'un organe seulement; parce que chez elles les forces étant réparties inégalement dans les différentes parties du corps ; elles ne peuvent se coordonner ; et produire l'ensemble des oscillations qui créent la fièvre vulnéraire. Les morts promptes et fréquentes qui suivent les grandes opérations que l'on pratique sur les individus dont les organes pulmonaires sont affaiblis ; tiennent sans doute à cette cause. Chez eux ; les poumons deviennent, comme il est aisé de le concevoir, des centres sur lesquels aboutissent tous les efforts qui s'établissent à cette époque dans leur économie ; ce qui produit un obstacle à l'établissement de la suppuration dans la plaie ; et dans le même temps une expectoration sanguine ; toujours très-funeste. Pour éviter ces évènemens tragiques ; il convient ; avant de soumettre ces malades aux opérations qui leur sont nécessaires, il convient d'administrer ; lorsque le temps le permet ; aux premiers, pour leur procurer artificiellement les forces qui leur manquent, les alexipharmaques ; les cordiaux les plus efficaces ; surtout le vin ; la thériaque ; les huiles essentielles, les alkalis volatils : aux deuxièmes, les toniques, ou, ce qui revient au même, les médicamens qui tendent à rappeler le principe vital à un état constant et moyen d'irritabilité ; tels sont le kina, auquel on peut associer les antispasmodiques directs ou indirects, relâchans ou autres. A tous ces moyens, on adjoindra ceux que l'expérience indique comme propres à corroborer l'organe spécifiquement affaibli, ou comme susceptibles de changer la direction vicieuse des forces qui se portent sur lui. Sans cette précaution, on ne pourra tenter, sans crainte, une opération, même peu importante.

La difficulté constante qu'apporte à l'établissement d'une bonne suppuration la surabondance des sucs muqueux ou pituiteux dans le tissu de notre corps, et qui a fait dire au père de la médecine, *aquâ inter cutem laborantibus, ulcera in corpore facta, difficulter sanantur* (1), prouve assez, ce me semble, combien on doit redouter d'entreprendre, sans précautions préalables, une opération quelconque dans les individus qui offrent une constitution aussi défectueuse que celle dans laquelle l'humide radical, pour me servir de l'expression des anciens, est trop abondant. Dans ces circonstances, l'eau infiltrée dans le tissu cellulaire, en relâchant les solides du corps, empêche l'établissement des mouvemens organiques nécessaires pour l'élaboration du pus. Aussi voyons-nous très-fréquemment que des acci-

(1) Hypp. *Aph.* 8, *sect.* 6; *Mercurialis.*

dens, même mortels, s'emparent de ces malades aux plus légères opérations qu'on leur fait subir. Tel fut le sort du malheureux dont parle *Pott*, dans son Traité de l'Hydrocèle, page 60. Affecté depuis long-temps d'une infiltration aqueuse de la membrane commune des vaisseaux spermatiques, ne pouvant guérir qu'en se déterminant à laisser inciser profondément la partie malade, il souffrit cette légère opération, et mourut, ainsi que nous l'apprend le célèbre Chirurgien anglais, au 14.ᵉ jour de son exécution, l'ulcère n'ayant pu suppurer, ni même s'enflammer. De ce fait, et de plusieurs autres analogues, consignés dans les fastes de l'art, il résulte que nulle disposition particulière de l'économie animale n'exige plus sévèrement l'administration des moyens préparatoires, que celle dans laquelle on apperçoit une tendance à l'infiltration aqueuse, si déjà elle n'existe. Ainsi, on aura recours aux médicamens toniques, que l'on mariera convenablement avec les différentes préparations apéritives. En même temps, on tentera l'usage des bains froids, des frictions sèches sur toute la superficie du corps : l'exercice modéré à un air froid et sec, ne devra point être oublié. Ces secours prophylactiques ayant déterminé un changement salutaire, le malade reprend ses forces, les craintes antécédentes

cédentes s'évanouissent; l'opération nécessaire peut alors être pratiquée.

Par une de ces singularités dont on ne peut connaître la raison suffisante, la sensibilité, force diffuse, appartenant à toutes les parties de notre corps, excède quelquefois de beaucoup le degré d'activité qui lui est propre. Dès-lors, des stimulus à peine susceptibles de produire dans les cas ordinaires la moindre mutation particulière dans l'ordre des mouvemens identiques à la conservation de notre existence, établissent brusquement, et malgré tous les actes de notre prévoyance, un trouble général dans le *consensus* des forces vitales et des mouvemens qui en dépendent. Or, comme il importe, ainsi que nous ne craignons pas de le répéter, pour le succès d'une opération, que le travail de la suppuration s'établisse avantageusement, et comme cette dernière ne peut avoir lieu que lorsque les mouvemens organiques se déploient avec régularité et succession, il est évident que la prédominance de la force sensitive sur toutes les autres, devenant familièrement l'essence de l'interversion de cette loi préétablie par la nature, devient aussi en même temps cause fréquente de la gêne ou de l'empêchement à l'élaboration du pus. Que ce raisonnement ne surprenne pas le lecteur; il a pour source la vérité, et pour appui l'observation. En effet, qu'il se rappelle un instant ce qui se passe dans les individus dont la fibre est lâche, et dans lesquels la *laxité vibratile* est très-grande, par exemple, dans certaines femmes, éminemment sensibles ou nerveuses; il verra bientôt que toutes les fonctions qui nécessitent dans ces individus un travail long et un appareil de mouvemens nombreux, comme la digestion, la menstruation, il verra qu'elles se troublent fréquemment, et deviennent les jouets, pour ainsi dire, des plus légères causes d'irritation. Un sort aussi défavorable, attendant indubitablement dans ces cas la fonction salutaire, à l'aide de laquelle la suppuration s'établit dans l'économie animale, il faut nécessairement le prévenir: 1.° en donnant, par le moyen des toniques, une action plus grande aux forces physiques du malade; 2.° en diminuant dans le même temps, par le secours des antispasmodiques et des narcotiques, les forces sensitives; 3.° enfin, en assujettissant par la gymnastique, si la chose est possible, les forces loco-motrices à se développer dans une proportion égale à l'état de la sensibilité. Ces deux forces une fois en équilibre, ne troubleront plus, se prêtant un appui mutuel, les actes curatifs qui pourront dans la suite se développer.

Quoiqu'il reste beaucoup de choses à dire sur les différentes préparations qui peuvent convenir dans les tempéramens particuliers, cependant il n'est pas possible de s'en occuper dans ce Mémoire, ne pouvant assujettir ce qui leur est relatif à des données constantes. Les tempéramens, comme les individus, diffèrent presque tous entr'eux ; leur connaissance, très-utile, est encore si peu avancée, que nous nous trouvons bornés à dire, avec un praticien célèbre de ce siècle : « Celui-là » serait le meilleur médecin, tant futur, pré- » sent, que passé, qui posséderait la connais- » sance exacte des idiosyncrasies. » Cette connaissance exigeant donc une perspicacité supérieure en quelque sorte aux forces morales qui nous appartiennent, il faut que le praticien habile sache y suppléer, en apprenant à reconnaître le tempérament spécial de l'individu qui lui est confié, par les recherches les plus exactes. Cette notion une fois acquise, il se dirigera convenablement dans l'administration des moyens qu'il croira nécessaires.

Une remarque importante à faire, en parlant des tempéramens, c'est que la douleur les modifie de telle sorte, que dans quelques circonstances les malades qui ont beaucoup souffert, se trouvent dans un état que je ne puis mieux désigner que par les mots de *constitution de la douleur.* Dans ces individus, qui ont le teint jaune, la fibre sèche, et dans lesquels le tissu cellulaire paraît avoir été comme résout par la perpétuelle action des forces sensitives sur des parties qui n'étaient point habituées à percevoir leur influence avec autant d'activité, on observe que les moindres opérations que l'art tente sur eux, ne manquent jamais, ou presque jamais, d'être suivies d'accidens très-graves ; je puis même dire n'avoir jamais vu ces malades échapper à la mort, lorsqu'on leur a fait subir des opérations importantes. Dernièrement, à l'hôpital de la Charité de Paris, j'ai vu mourir au 12.e ou 15.e jour, d'une amputation de cuisse, un malheureux qui avait été amené à l'état que je viens de dépeindre, par les douleurs violentes que lui causait depuis dix ans un engorgement au genou. Il souffrit, après cette opération, les tourmens les plus affreux, et la douleur sembla se jouer de tous les secours connus pour l'affaiblir. D'après la certitude des dangers que courent de semblables malades, quand on les opère inconsidérément, c'est-à-dire, sans avoir paré au funeste résultat de la constitution maladive dans laquelle ils se trouvent, je ne crains pas d'avancer qu'il faut être très-circonspect dans l'emploi des moyens chirurgicaux, sur-tout si l'on n'a point encore affaibli par les bains généraux et par les calmans les plus doux, l'exubérance des forces sensitives.

Les accidens familiers qui accompagnent les opérations que l'on pratique sur les malades qui habitent les lieux humides et sombres, les lieux continuellement remplis d'exhalaisons animales putrides, tels que sont les hôpitaux, tiennent le plus souvent, ce me semble, à la débilité particulière que cette situation défavorable introduit dans les forces radicales de la vie, et, ce qui revient au même dans cette circonstance, dépendent de l'empêchement qu'éprouve alors le pus à s'établir. Or, comme rien n'est plus facile à détruire que la cause occasionnelle de cet accident redoutable, il sera prudent, je dis plus, il sera nécessaire de la faire disparaître, avant de tenter une opération quelle qu'elle soit; tantôt, en purifiant dans ces lieux, artificiellement ou par les secours de l'art, l'air impur qu'y respirent les malades; d'autres fois, en transplantant, s'il est permis de s'exprimer ainsi, l'individu que l'on doit opérer, du lieu malsain qu'il habite, dans un lieu où l'atmosphère est pure, où la lumière, par sa douce influence, tend à produire un mouvement d'irradiation des forces vitales, analogue à celui qu'elle éprouve elle-même en s'irradiant du foyer qui la fournit.

Nous venons de voir quelles sont les précautions différentes que les praticiens doivent prendre pour assurer le succès des opérations qu'ils pratiquent sur les malades situés dans des lieux peu favorables au développement de la suppuration. Examinons maintenant, pour ne rien laisser à désirer sur ce sujet important, ce qu'offre d'intéressant la question suivante : Est-il plus avantageux pour les malades qui sont forcés de rester dans les grands hôpitaux, lieux où l'air est toujours plus ou moins corrompu, et ne peut être complètement purifié, de subir, de suite après leur entrée dans ces maisons, l'opération que leur état de maladie exige ? ou bien est-il à préférer pour ces infortunés, qu'elle ne leur soit pratiquée que lorsqu'on leur aura donné le temps de s'acclimater, de se naturaliser, pour ainsi dire, dans la nouvelle habitation que le besoin les force de choisir ? Des raisons multipliées militent en faveur de la première opinion. Cependant on ne peut se dissimuler qu'il en existe, à l'aide desquelles on pourrait être porté à admettre l'opinion contraire. Parcourons les unes et les autres, et tâchons de découvrir la vérité ; elle seule nous intéresse. Opérer un malade peu de temps après son entrée dans un hôpital, présente, suivant moi, l'avantage inappréciable de détourner ce malheureux, en le forçant à s'occuper de lui-même, ou de ses douleurs, des réflexions amères qu'entraîne après elle la situation triste d'être abandonné à lui-même, de se voir environné de morts et de mourans, de ne pouvoir promener ses regards autour de lui, crainte d'appercevoir le tableau affreux du combat que livrent les derniers restes de notre vie au principe de notre destruction. Tableau d'autant plus horrible pour lui, qu'il appréhende d'en devenir un jour le modèle.... Dans l'attente des tourmens qu'il doit tôt ou tard éprouver, il s'effraie; le moindre cri qu'il entend est pour lui une cause de terreur; ses forces, tant physiques que morales, se concentrent. Les premières s'épuisent par l'état de contrainte dans lequel elles se trouvent; les secondes, par l'application soutenue à la seule idée dont il s'occupe, c'est-à-dire, celle du danger qu'il court, et de la douleur qu'il doit un jour éprouver.

Mais, me dira-t-on, l'avantage que vous croyez entrevoir dans la pratique que vous proposez, est illusoire; car si les malades sont susceptibles de toutes les impressions différentes dont vous parlez, il sera très-dangereux de les opérer avant qu'ils y soient familiarisés ; ce qui exige un temps assez long. Sans cette précaution, l'opération faite, le malade éprouvant ce trouble intérieur que produit toujours la terreur, il arrivera nécessairement des accidens mortels, ainsi qu'on peut en citer plusieurs exemples. Je conviens qu'il peut arriver que la terreur s'empare de ces malades, qu'ils meurent par suite de cette passion vive de l'ame. Mais ce dont je ne conviens pas, c'est qu'ils soient plus sujets à en être affectés lorsqu'ils sont opérés de suite, que lorsqu'ils ont attendu un temps plus ou moins long avant de l'être. La pratique journalière vient ici à l'appui de ce que j'avance. Tous les jours, en effet, nous voyons que les malades opérés de hernie, opération qui ne se diffère presque jamais, ou du moins de fort peu de jours, guérissent sans passer par les chances périlleuses que l'on pourrait attribuer à la pratique pour laquelle je semble me prononcer. Au reste, personne n'ignore que le *moi humain*, seule base sur laquelle reposent les différentes impressions que nous éprouvons, ne détermine, dans la circonstance présente, l'infortuné qui séjourne long-temps dans un hôpital, à faire grandement attention aux douleurs des autres, que parce qu'il se les rapporte à lui-même, c'est-à-dire, qu'il n'est ému des douleurs de ses semblables, que parce qu'il se dit : voilà l'état dans lequel je ne tarderai pas à être plongé. Réflexions dont on doit tarir la source, en mettant le malade dans le cas de ne penser qu'à ce qu'il éprouve, en l'isolant, pour ainsi dire, de tout ce qui n'est pas lui-même ; c'est-à-dire, en le délivrant promptement du mal qu'il appréhende. Une fois dissipé, il se console par le doux espoir d'une guérison prochaine, et d'un retour prompt dans sa famille, dont il est, le plus souvent, le soutien ou la consolation.

Ne pas attendre qu'un malade soit affaibli par l'impression soutenue et fatigante qu'exerce sur l'organe pulmonaire, l'air corrompu qu'il respire, me paraît être encore un avantage réel attaché à la pratique que je propose. Le poumon, comme l'estomac, digère l'aliment qui s'offre sans cesse à son action ; comme ce dernier, il rejette celui qui n'est point analogue à ses goûts, ou s'il s'efforce de l'élaborer, de l'approprier à notre organisation, ce travail lui devient pénible. Pendant ce temps, il ne peut suffire à l'élection nécessaire du *pabulum vitæ*, que l'air (duquel *Hyppocrate* a dit : *aer in omnibus quæ corpori accidunt, maximus et auctor et dominus est*) doit seul nous fournir. On opposera peut-être à ce raisonnement, que je crois établi non-seulement sur des faits incontestables, mais encore sur les idées physiologiques les plus saines, que puisque le poumon ressemble en quelque sorte à l'estomac, par la manière dont il agit sur l'aliment qui lui est offert, il doit, ainsi que ce dernier organe, concevoir l'habitude de digérer des substances qui, dans le principe, étaient en opposition avec ses goûts, avec les forces mêmes qui le pénètrent : or, d'après cela, dira-t-on, l'air des hôpitaux, que le poumon rejette dans le principe, deviendra, au bout d'un certain temps, aussi facile à digérer pour ce viscère, que l'air qu'il était accoutumé de respirer. En conséquence, loin de trouver du danger à laisser séjourner les malades dans les hôpitaux avant de les opérer, il en résulte un très-grand avantage, celui de ne pas craindre qu'après l'opération, l'organe pulmonaire soit fatigué par l'air qui le pénètre. Quelque valide que paraisse au premier coup d'œil cette objection, elle ne saurait cependant détourner celui qui réfléchit un peu, de la pratique conseillée dans le paragraphe précédent. Car, comment juger *à priori* si le poumon s'habituera à l'air qu'il est tenu de respirer ? Ne le voit-on pas tous les jours chez les nostalgiques, rejeter avec opiniâtreté l'air dans lequel ces individus se trouvent ? Contrarié long-temps dans ses désirs, il n'est bientôt plus capable d'en avoir, et les malades succombent. Ainsi se montre le danger qu'il peut y avoir de différer l'opération dans certaines circonstances. Mais en admettant encore que le poumon se naturalise constamment avec l'air des hôpitaux (ce qui est, comme je viens de le prouver, contraire à l'expérience), comment connaître l'époque où cette naturalisation aura lieu ? On ne peut avoir qu'incertitude à ce sujet, en conséquence il y aura péril à l'attente; ce qui tient évidemment à l'impossibilité dans laquelle on est de fixer le moment précis où le chirurgien pourra, sans crainte des accidens qu'il tâche d'éviter, pratiquer l'opération nécessaire : accidens que produit l'état de débilité qu'apporte dans l'économie animale, la lésion soutenue de la respiration, et qui sont d'autant plus graves, que les forces de l'individu sont moins propres à surmonter, d'une part, les effets de la douleur, et de l'autre, ceux que détermine l'action délétère des miasmes putrides ou contagieux sur le principe de notre existence.

Avant de terminer les réflexions importantes que suscite nécessairement une question aussi intéressante que celle sur laquelle nous venons de fixer notre attention, remarquons que nulle crainte ne paraît plus mal fondée que celle que témoignent certains praticiens, de voir dans les circonstances où les malades sont opérés de suite après leur entrée dans les hôpitaux, des accidens plus graves survenir, que dans celles où ces mêmes malades sont opérés plus tard; parce qu'ils croient que le corps est d'autant plus susceptible de recevoir les impressions des miasmes putrides, qu'il y est moins accoutumé, et qu'il est dans un état d'agitation ou d'érétisme que développe toujours une opération quelconque. D'abord, sans dire avec *Chicoyaneau* et *Stoll* que la contagion ne consiste que dans une certaine constitution particulière des individus, produite par l'influence de la saison, j'observerai que les miasmes putrides ne paraissent agir et n'agissent en effet que sur ceux qui ont une disposition spécifique propre à les rendre susceptibles d'en ressentir les funestes effets, ou, pour me servir d'une expression heureuse de *Vanhelmont*, n'agissent que sur ceux dont le principe de vie conçoit l'idée d'une réaction capable de développer les effets de la contagion. Or, rien n'est plus propre à développer cette idée morbifique, que le séjour long-temps prolongé du malade dans l'atmosphère des hôpitaux, sur-tout lorsqu'elle est humide. Outre cela, personne n'ignore, et des faits multipliés attestent que la nature ne s'occupe jamais à deux actes maladifs en même temps. Le principe unique qui veille à notre conservation, ressemble, pour ainsi dire, dans les actes différens qu'il produit, à un être intelligent que la préoccupation à un seul objet, détourne ou empêche de penser à tout autre. Dans la circonstance dont il s'agit, le principe vital, attaché à développer la fièvre de suppuration, ne s'occupera point de réagir contre l'action encore faible des miasmes putrides; il attendra, pour le faire, d'être vivement pressé par le besoin de se mettre en défense contre eux. Il attendra, par conséquent, un temps suffisant pour ne pas craindre que les premiers instans d'une opération soient traversés par les accidens de la contagion : avantage inappréciable, sur lequel on jetterait en vain de la défaveur, en disant qu'il se développeront par la suite; car, à cette époque de la maladie, on emploiera avec succès contre eux les moyens que l'art met si souvent en usage pour les détruire, sur-tout sur les malades qui restent long-temps dans les hôpitaux, ayant des plaies énormes. Ces moyens consistent comme on le sait, d'après les idées sages de *Lind*, et de son célèbre traducteur *Fouquet*, dans l'usage bien combiné des évacuans par le haut, des diaphorétiques, du kina, etc. qui tendent à éliminer promptement les matières fuligineuses délétères qui s'étaient introduites dans l'économie animale à son très-grand détriment.

Quelle que soit la prédilection que semble m'inspirer la pratique dont je me suis empressé de faire connaître les avantages, je ne saurais cependant me dissimuler qu'en l'admettant comme exclusive, on s'écarterait de la vraie méthode de philosopher. Dans une science telle que la médecine, où tout est presque individualité, où les faits, quoique très-multipliés, sont tous différens entre eux, et ne se rapprochent le plus souvent que par des caractères très-peu sensibles, on ne peut admettre que des préceptes susceptibles de varier avec les individus : tel est celui dont il s'agit; quoique général, il souffre de nombreuses exceptions. Certaines ne peuvent être connues que par un praticien habile, et dans le moment même où il voit les malades. D'autres, au contraire, peuvent être déterminées sans cette circonstance particulière; aussi entre-t-il dans notre but de les faire connaître. La première de ces exceptions, une des plus importantes, celle qui se rencontre le plus souvent, nous est fournie par ces malades qui arrivent dans les hôpitaux presque cachectiques, et dont les forces épuisées nécessitent de la part des hommes de l'art, des moyens susceptibles de les réveiller. La deuxième, par ceux qui ont des maladies étrangères à celle qui nécessite l'opération, et dont on doit les délivrer avant d'y procéder. La troisième enfin se présente, quoique très-rarement, sur ces malades dont la raréfaction du tissu cellulaire est très-grande, et dans lesquels le principe sensitif perçoit avec une rapidité étonnante les mutations les plus légères qui se passent dans l'économie animale, etc.

Les individus qui ont souffert souvent du besoin de manger, ceux qui ont usé long-temps d'alimens peu propres à les nourrir, ceux enfin qui ont fait un usage soutenu de substances qui laissent les forces toniques des organes digestifs dans une inaction trop grande (1), tombent ordinairement, et à la longue, dans un état d'inanition ou de dépérissement très-grand. Fort éloignés alors de cette disposition heureuse qui favorise la marche régulière de la fièvre traumatique, ils ne peuvent être sans danger soumis à quelques-unes des opérations principales que pratique la chirurgie, à moins que le praticien qui se trouve forcé de les leur faire subir, ne détruise préa-

---

(1) *Moli juscula crebriùs assumpta, partes solidas efflaminant.* Hypp.

lablement les altérations qui subsistent dans les forces qui leur appartiennent. Cette destruction, quoique difficile à obtenir lorsqu'on brusque l'usage des moyens que l'art emprunte de la nature, devient très-facile si leur administration est dirigée sagement, c'est-à-dire, si par gradation on répare, par de bons analeptiques, les pertes antécédentes ; si enfin on procède de la même manière dans l'emploi des alimens toniques.

Le principe de notre intelligence, étroitement lié avec le corps, réfléchit les impressions différentes qu'il éprouve, sur nos forces physiques. Frappé dans certains individus d'une débilité très-grande, il éprouve, à la seule idée d'une opération, au seul aspect d'un opérateur, une astriction quelquefois si forte, d'autrefois plus foible, mais si durable, que les malheureux qui l'essuient en deviennent les tristes victimes pendant ou après l'application des secours chirurgicaux. Cette assertion, trop évidente pour avoir besoin de preuves, me fournit cependant l'occasion de rappeler quelques observations dignes de remarque. La première est celle d'un infortuné qui expira dans le moment où il sentit l'action douloureuse de l'instrument tranchant, qui ne fut porté qu'à ses vives sollicitations et malgré sa forte répugnance,

sur

sur une partie du prépuce qu'il fallait lui couper. La deuxième est celle d'un malade qui périt dans les premiers jours d'une opération de la pierre, d'un spasme violent, déterminé, au moment où on allait la lui faire ; par l'aspect d'un rasoir qu'il crut être l'instrument destiné à son exécution ; ce qui lui fit dire : *Ah ! je suis perdu, on va me fendre le ventre.* Ce langage, dicté par le plus violent effroi, fut suivi d'une agitation générale : on cherche en vain à la détruire par le raisonnement, le coup mortel est frappé. On eût pu peut-être l'éviter en différant alors l'opération qui n'était point encore commencée, et en administrant les moyens antispasmodiques les plus actifs ; ils auraient, j'ose le croire, offert plus de succès que ceux qu'on employa après la lui avoir pratiquée. Car alors on eut à combattre un spasme d'autant plus opiniâtre, qu'il avait persisté tout le temps de l'opération, et qu'il se trouvait établi concurremment avec le trouble fébrile dont il gêna les différens mouvemens (1). Outre ces réflexions, il s'en présente, en faisant attention à ces faits, une infinité d'au-

(1) Les deux observations que je viens de rapporter, sont extraites des *Cours intéressans de chirurgie*, du citoyen *Boyer*, praticien distingué, de Paris.

tres qui forment les règles de préparations que nous nous proposons d'indiquer contre les funestes résultats de la crainte. En effet, la première de ces observations nous apprend que dans les personnes qui ont une ame timorée, avant que de tenter une opération, il faut, 1.° s'emparer de leur esprit, si la chose est possible, afin de les convaincre qu'elles ne courent, en se laissant opérer, aucun danger ; 2.° chercher par quelques idées philophiques, si elles sont à leur portée, ou par d'autres appliquées à la nature de leurs pensées, à ranimer leur ame, et à la rendre inattaquable par la crainte. Enfin, elle nous apprend que les deux précautions précédentes ne pouvant être employées dans certains cas, et dans d'autres ne pouvant remplir les vues sages qui nous dirigent, il importe d'engourdir alors, par l'usage de l'opium le jour de l'opération, le principe intelligent du malade, pour le mettre dans l'impossibilité de devenir l'instrument destructeur de l'individu, tout en lui rappelant trop fortement l'idée de sa conservation. Par la deuxième observation, les dangers qui accompagnent la moindre négligence dans les soins dûs aux malades qu'on dispose à une opération, se montrent si évidemment, qu'elle nous fournit l'occasion d'établir en précepte, de ne jamais en tenter aucune, 1.° sans avoir fait raser quelques jours d'avance les parties sur lesquelles on doit la pratiquer; 2.° sans avoir caché, au moment de l'opération, tous les instrumens qui doivent y servir, afin de les soustraire à la vue de l'opéré, qui n'est plus susceptible d'appercevoir les objets tels qu'ils sont, mais bien tels que la crainte les lui représente.

La gloire que certains malades attachent à supporter les plus cruelles opérations sans pousser aucun cri, devient très-souvent aussi meurtrière pour eux, que s'ils éprouvaient une violente crainte. Ils ne peuvent résister à l'élan naturel qui nous porte à nous plaindre lorsque nous éprouvons une douleur aiguë, sans se contraindre, sans gêner les actes vitaux. Etouffant donc dans leur sein l'expression que commande cette sensation pénible, ils se privent du seul moyen de se soulager, ils laissent à la douleur toute l'énergie qu'elle a pour concentrer les forces, ils l'augmentent même en s'opposant au vœu de la nature, dont l'unique but paraît être de diriger, par les efforts de nos gémissemens, les forces du centre à la circonférence, ou, ce qui revient au même, si l'on veut, dans un sens opposé à celui que procure la douleur. Sous ce rapport, les plaintes que fait entendre un malade pendant qu'on l'opère, se montrant avantageuses, un opérateur instruit les facilitera par tous les moyens qui sont en son pouvoir : 1.° en captant la confiance du malade, par l'expression des sentimens d'une ame qui sait apprécier les souffrances des autres, et compatir à leurs maux ; 2.° en l'instruisant du danger que lui ferait courir un silence opiniâtre, aussi mal vu dans la gloire qu'il paraît y attacher, que contraire aux intentions de la nature. Si malgré ce genre de précaution, le malade qu'on opère est un de ceux qu'une forte douleur oblige, pour ainsi dire, à se taire, il conviendra de le mettre dans une peau de mouton, l'opération étant achevée, pour détruire les effets de la contrainte violente qu'il a ressentie pendant sa durée, et attendre, pour l'enlever, que le spasme fixé sur les organes épigastriques, soit complètement dissipé. A ce moyen très-simple, et trop peu usité, on adjoindra l'usage intérieur des antispasmodiques directs les plus convenables.

Les affections épidémiques frappent de leur sceau toutes les fièvres intercurrentes qui se manifestent pendant leur durée. Cette loi, reconnue par le père de la médecine, avérée par les meilleurs observateurs, indiquée par

Stoll dans ses aphorismes (1), mérite de fixer l'attention des opérateurs. A sa faveur, prévenus de l'entrave que doit éprouver après une opération la fièvre traumatique, lorsqu'elle co-existe avec une épidémie éloignée du caractère phlogistique; ils différeront, pendant qu'elle exercera ses ravages, toutes les opérations graves, et attendront un temps plus opportun pour les pratiquer. Dans le cas où la nécessité les forcerait à déroger à cette vue sage, ils prendront toutes les précautions nécessaires pour affaiblir l'énergie de la fièvre stationnaire. Cet avantage obtenu, la sécurité sur le succès des opérations renaissant, on pourra alors y soumettre les malades.

La constitution de chaque saison entraîne après elle la prédominance d'une des humeurs élémentaires de notre corps. L'estivale fait prédominer la bile; l'automnale, le mélange de pituite et de bile; l'hiver, la pituite; la vernale, le sang. Chacune de ces humeurs, par sa prédominance, entraîne des effets maladifs qui constituent des fièvres de différens caractères. Celle de ces fièvres qui se trouve le plus en rapport avec la fièvre de suppura-

(1) *Id solùm constat, febrim stationariam omnibus omninò febribus et febrilibus morbis, seu sint ab annuâ mutatione, seu à causâ quâdam singulari productæ, dominari, easque in suam potestatem redigere.* Aph. 30.

tion ou traumatique, appartient à la constitution vernale. Toutes les autres sont dans une espèce d'opposition avec elle : raison suffisante pour autoriser les opérateurs à se pourvoir, dans certains cas, contre le genre de complication qui peut en résulter. J'ai dit dans certains cas, car il arrive souvent que l'état du malade et son tempérament sont si diamétralement opposés à la dégénérescence humorale, indiquée plus haut, qu'il n'y a rien à craindre pour la marche régulière de la fièvre traumatique, et que l'on doit, sans aucune considération pour la saison, tenter les moyens chirurgicaux nécessaires.

Purger les malades avant de les opérer, était autrefois une pratique bannale ; aujourd'hui, quoique bien moins en vogue, elle est encore usitée. Il est même des praticiens qui sont tellement dans l'erreur à ce sujet, qu'ils la regardent comme la panacée qui doit prévenir tous les accidens attachés aux opérations ; et qu'ils ne pourraient en pratiquer aucune, sans l'avoir préalablement employée. Prévenus des dangers que cet usage abusif des évacuans peut avoir, nous ne les conseillerons, comme objet de préparation, que lorsqu'ils seront indiqués par les symptômes qui accompagnent la présence des saburres des premières voies ; et dans ce cas même, nous en userons en suivant le précepte du père de la médecine, qui nous recommande de voir *quò natura vergit;* c'est-à-dire, que nous emploierons les évacuans par le haut, lorsque l'estomac sera le siége des matières à évacuer, parce que la nature a plus de tendance à les expulser par le vomissement, que par la voie des selles; tandis que si ces mêmes matières résident dans les intestins, les purgatifs seuls seront capables d'en débarrasser les malades.

Les matières saburrales contenues dans les premières voies, ne sont pas toujours les causes dont la présence dans les organes digestifs, gêne les mouvemens qui président à la marche régulière de la fièvre traumatique. Quelquefois les vers qui y sont contenus, produisent le même effet. J'ai vu dernièrement une femme, à laquelle je donnais des soins pour un dépôt de lait, éprouver tout-à-coup une suppression de suppuration déterminée par la présence d'un foyer vermineux dans l'estomac. Heureusement je reconnus à temps quelle était la cause d'un accident aussi redoutable, je le détruisis de suite par le secours d'un émétique et des anti-vermineux, et la suppuration se rétablit. Cet exemple, qui n'est pas le seul en ce genre, prouve l'utilité d'user des anti vermineux avant d'opérer un malade sujet à cette affection. En effet, ce serait aller contre toutes les règles de l'art, que d'attendre, pour le faire, le développement d'accidens le plus souvent dangereux. Lorsque la nature commence un mouvement irrégulier, elle a de la peine, dit *Barthez*, à le rappeler convenablement. Cette vérité s'applique très-bien au cas dont il s'agit; car si l'on attend, pour attaquer les vers, que la fièvre vulnéraire soit interrompue dans sa marche, l'étant dans le principe de son établissement, elle ne parviendra qu'avec difficulté à rentrer dans tous ses droits.

J'ai dit, et l'observation démontre, que la fièvre vulnéraire se rapproche beaucoup de la nature de la fièvre inflammatoire; comme cette dernière, elle peut être troublée, suspendue ou empêchée par une évacuation très-abondante de sang ou de tout autre fluide: *Pott*, dans son Traité de l'Hydrocèle, en rapporte un exemple. Un malade confié à mes soins, dit cet auteur, ayant été opéré d'une hydrocèle, éprouva, après cette opération, une hémorragie assez conséquente de la superficie du testicule. Une débilité très-grande en fut la suite; la suppuration ne put s'établir, et sans l'usage des cordiaux, et sur-tout du kina, les forces étant insuffisantes pour produire la suppuration, le malade aurait succombé en très-peu de jours. Mais, par l'administration sage des moyens indiqués, les forces s'étant développées à temps, l'interversion dans le mouvement curatif de la nature n'eut pas de suite. Ce que *Pott* a observé relativement à la perte de sang, se remarque souvent au sujet d'une évacuation alvine très-forte. Le docteur *Dumas*, dans une des thèses intéressantes qu'il présenta pour la dispute de la chaire de professeur de Montpellier, dit à ce sujet, *quæst. 6 : quemadmodùm acuti cujuslibet morbi coctio superveniens purgationem prohibet, sic pariter eum contrindicant vulnera quorum suppuratio expectatur ; nam motum naturæ suppuratorium avertit purgatio, conturbat, cohibetque motu contrario quem in intestina detorquet, ET TOTUM CORPUS DEBILITAT. Tissot*, en nous parlant des funestes effets que peuvent avoir sur l'économie animale, les pertes trop grandes de lait et de semence, nous autorise à ranger sous l'étendard des causes qui peuvent altérer le travail de la suppuration, l'une et l'autre de ces évacuations, lorsqu'elles se trouvent trop abondantes ; en conséquence, nous regardons ce genre de perte, qui détruit chez certaines personnes le flambeau de la vie avec une rapidité étonnante, comme susceptible de produire l'accident particulier dont nous nous occupons, c'est-à-dire, comme susceptible d'entraver la marche de la fièvre vulnéraire. Aussi nous croyons utile que l'homme de l'art, pour s'assurer du succès d'une opération, prenne garde, avant d'employer l'instrument tranchant, que nulle de ces causes ne subsiste ; car dans le cas où elles seraient existantes, il devrait, par les moyens fortifians, rétablir, avant de rien tenter, les fonctions vitales dans leur intégrité.

Les lois qui président à l'harmonie de nos fonctions, les rendent tributaires d'une succession dont elles ne peuvent s'écarter qu'au détriment de l'individu chez lequel cette interversion se passe ; cet ordre invariable, hautement proclamé par les plus illustres physiologistes, explique à lui seul une multitude de faits curieux et pathologiques, qui se montrent dans l'économie animale. Tels sont ceux de la suspension dans les fonctions d'un organe, dès qu'un autre se trouve préocuppé plus fortement que lui et à la même époque. L'estomac, par exemple, ne saurait être occupé à la digestion, la matrice à la gestation ou à la menstruation, sans que les autres organes ne cèdent la plus grande partie de leurs forces pour l'accomplissement de ces sortes de fonctions. Le même abandon de la part des différens organes du corps humain, est nécessaire pour que le travail de la suppuration puisse se faire convenablement. Aussi observons-nous que toutes les fois qu'un de ces organes est contraint d'exercer avec énergie ses fonctions pendant la durée de la fièvre vulnéraire, attirant à lui un appareil de forces très-grand, la suppuration se supprime; ce qui cause les accidens les plus graves, et assez souvent même la mort. On trouve dans les ouvrages d'*Heilden*, plusieurs faits qui confirment cette assertion. Le premier est celui d'un jeune homme qui périt quelques jours après avoir rempli les devoirs conjugaux, étant encore assujetti à la suppuration d'une plaie assez conséquente. Le même accident arriva à un malade dont parle *Beranger de Carpi*, dans son Traité des plaies de tête. Un individu, dit cet auteur, affecté d'un dépôt dans le cerveau, périt presque immédiatement après l'acte vénérien. Le second fait que j'ai recueilli dans les ouvrages de *Fabrice*, concerne une femme qui manqua périr des suites d'une amputation de jambe, parce qu'elle s'était gorgée d'alimens avant l'opération. Elle n'aurait point échappé à la mort, qui la suivait pas à pas, si par les secours les plus convenables on n'était parvenu, concurremment avec la nature, à débarrasser l'organe principal de la digestion, à répartir les forces qui s'étaient toutes concentrées sur lui, et à rendre ainsi le travail de la suppuration possible. J'ai vu, dans mon séjour à l'hôpital de Lyon, un cas absolument semblable, dans lequel le citoyen *Cartier*, chirurgien d'un mérite distingué, ne fut point aussi heureux que *Fabrice* l'avait été, parce que, comme il l'avait prévu, la nature, troublée dans ses opérations, ne pouvait agir concurremment avec les secours de l'art les mieux administrés, pour rentrer dans ses droits: Il résulte de tous les faits rapportés dans ce paragraphe, et de plusieurs autres absolument conformes, que les bornes de ce Mémoire ne me permettent pas de rapporter, qu'il faut, pour conduire avec sécurité un malade au terme de sa guérison, lorsqu'on se charge de l'opérer; qu'il faut, dis-je, prendre les précautions les plus grandes, pour que la nature ne soit point obligée de s'occuper d'autre travail que de celui que lui coûte la fièvre vulnéraire générale ou locale. Ainsi, on veillera à ce que le malade, le jour de l'opération, ait observé la diète la plus sévère; à ce qu'une femme ne soit point dans un moment critique, ne soit point enceinte; à ce qu'enfin tous les organes puissent, étant libres, céder facilement une partie de leurs forces, pour concourir, par leur réunion, à l'acte curatif que la nature entreprend, et qu'elle n'oublie que lorsqu'elle y est forcée.

La maladie, considérée par le vulgaire ignorant, comme le plus cruel ennemi de l'espèce humaine, ne paraît pas sous un rapport aussi défavorable aux yeux du médecin instruit. Il sait qu'elle ne consiste que dans un effort salutaire de la nature, qui emploie alors toutes les forces de la vie à réagir opiniâtrément et avec des degrés différens, contre la cause qui tend à les détruire. Dans les affections vénériennes, scrophuleuses, scorbutiques, quoique l'essence de la cause qui les entretient nous soit inconnue, on remarque cependant que la réaction des forces vitales se trouve proportionnée à l'activité du principe de la maladie, et que dans quelques circonstances elle devient si forte, qu'elle ne peut permettre même à certains degrés de ces affections, le moindre travail étranger. C'est pourquoi, toutes les fois que ces vices attireront une action très-grande des agens vitaux, ou qu'existant depuis long-temps, la nature aura fait un travail long et infructueux, il faudra craindre, si l'on vient à pratiquer une opération, que l'établissement de la suppuration ne puisse se faire. Cette crainte, fondée sur l'expérience, est un motif plus que suffisant pour engager un praticien sage à débarrasser de ces différentes affections générales, un malade, avant de le soumettre à une opération un peu importante. La même précaution devra être observée, mais avec une sévérité plus grande, dans les circonstances où la maladie préexistante à celle qui nécessite l'opération, sera de nature à exiger, pendant sa durée, une quantité très-grande de forces, ou bien encore sera susceptible de se déplacer avec facilité, comme dans les affections goutteuses, rhumatismales, etc. J'ai lu dans les ouvrages de *Pott* (1), l'observation la plus convaincante qui puisse être citée à ce sujet : Un homme affecté de goutte, fut opéré d'une hydrocèle par le moyen de la ponction ; il manqua périr des suites de cette opération, parce qu'ayant attiré l'affection goutteuse sur le scrotum, la gangrène survint, et ne cessa ses progrès que lorsque la goutte se fut reportée sur le pied. Ce fait intéressant me rappelle celui d'un vieillard que j'ai vu périr peu de jours après avoir été opéré de la pierre, des suites d'une métastase goutteuse sur la vessie. Ces exemples, qui peuvent être adjoints au tableau intéressant de ceux du même genre, et que l'on trouve consignés dans les fastes de l'art, indiquent, suivant moi, qu'on doit appréhender, et qu'il y a même de la témérité d'entreprendre sans pré-

(1) Vol. 2, pag. 113.

cautions une opération sur un individu chez lequel la nature est fréquemment préoccupée à produire des effets maladifs aussi graves que les affections artritiques.

Causes qui peuvent rendre la fièvre vulnéraire trop forte.

Quoiqu'il soit assez rare que les forces actives du principe de vie soient dans un degré excédant de celui qui est nécessaire pour que la fièvre vulnéraire marche ou s'établisse convenablement, cependant on voit quelquefois cette étrange contrariété avoir lieu, sur-tout dans les personnes douées d'un tempérament fort et vigoureux, dans celles qui ont une constitution particulière celluleuse, dans lesquelles le mouvement périphérique s'exerce de préférence au mouvement de condensation, chez lesquelles enfin ces différentes circonstances particulières se trouvent renforcées par la saison chaude ou vernale, par l'usage des alimens chauds, par une suppression d'évacuation sanguine, etc. Pour dissiper les dangers qui peuvent naître de ce surcroît de vie, il faudra diminuer, par le moyen des affaiblissans, le trop d'énergie des forces vitales. Ainsi les saignées plus ou moins fréquemment répétées, les bains, les relâchans, les légers minoratifs, la diète plus ou moins sévère, conviendront spécialement. Dans le cas où la chaleur adjointe à un degré particulier de sensibilité de l'individu, le réduirait à pouvoir devenir le sujet d'une diathèse purulente, on retirerait le plus grand fruit, avant de l'opérer, de l'usage des bains froids et des toniques; car ces différens secours rappelant les forces à un état constant et moyen d'équilibration, arrêteront le mouvement de la force expansive, et l'acte de la sensibilité, qui tend, dans ces cas, à élaborer, concurremment avec les autres puissances vitales, les sucs blancs ou lymphatiques, pour les changer en pus.

Je termine ici tout ce que je croyais avoir d'important à dire sur l'art de préparer les malades aux grandes opérations.

Primitias dedimus quas noster agellus habebat,
Quales ex tenui rure venire solent.

FIN.

A LYON, de l'Imprimerie de BALLANCHE et BARRET, aux halles de la Grenette. An 7.

www.ingramcontent.com/pod-product-compliance
Ingram Content Group UK Ltd.
Pitfield, Milton Keynes, MK11 3LW, UK
UKHW022100170726
13837UKWH00003B/1019